Das
„Bluthochdruck im Griff"
Tagebuch

D1629239

Ihr täglicher Begleiter für ein langes und gesundes Leben

Impressum

© 2021 FID Verlag GmbH, Bonn

maxLQ ein Unternehmensbereich der FID Verlag GmbH, Koblenzer Straße 99, 53177 Bonn
1. Auflage 2020

Internet: www.maxLQ.de, www.gesundheitswissen.de
Geschäftsführer: Richard Rentrop
Redaktion: Bernd Neumann (v.i.S.d.P.)
Redaktionelle Verantwortung: Daniel Feyen, FID Verlag GmbH, Adresse s.o.
Layout/Satz: TiPP 4
Titelbild: BillionPhotos.com von AdobeStock
Druck: Druckmüller GmbH, 57627 Hachenburg
Herstellung: Sebastian Gerber, Bonn
Printed in Germany
ISBN: 978-3-95443-202-8
Nachdrucke und Vervielfältigungen, auch auszugsweise, sind nicht gestattet. Bestellungen an:
FID Verlag GmbH, Koblenzer Straße 99, 53177 Bonn

Wichtiger Hinweis: Alle Beiträge wurden mit Sorgfalt recherchiert und überprüft. Die in dieser Broschüre veröffentlichten Informationen und Tipps können aber ärztliche Beratung und Betreuung nicht ersetzen. Die Beiträge enthalten keine individuellen Ratschläge. Für die Behandlung von Beschwerden und Erkrankungen empfiehlt es sich auf jeden Fall, ärztliche Hilfe in Anspruch zu nehmen. Bitte haben Sie Verständnis dafür, dass wir deshalb keine Leserfragen mit der Bitte um persönliche Gesundheitsratschläge beantworten können. Für Hinweise und Anregungen allgemeiner Art, die diese Broschüre betreffen, sind wir jedoch jederzeit dankbar.

Liebe Leserin, lieber Leser,

Sie haben sich richtig entschieden. Mit „Bluthochdruck im Griff" und dem Journal, das Sie jetzt in Händen halten, werden auch Sie es schaffen, Ihren Blutdruck auf Normalmaß zu reduzieren, und zwar ganz ohne Medikamente! Wenn Sie bereits Mittel gegen Ihre Hypertonie einnehmen – und das ist sehr wahrscheinlich, da Ärzte ziemlich rasch zum Rezeptblock greifen –, ist das völlig in Ordnung. Wenn Sie konsequent umsetzen, was ich Ihnen 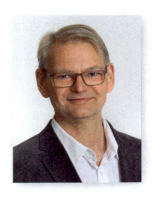 vorschlage, werden Sie die Dosis nach und nach verringern können, bis Sie sie schließlich gar nicht mehr benötigen. Bleiben Sie dafür bitte in ständigem Kontakt zu Ihrem Arzt und teilen Sie ihm Ihre Fortschritte immer wieder mit. Nur dann kann er angemessen reagieren und in Abstimmung mit Ihnen Dosisanpassungen vornehmen. Setzen Sie die Medikamente auf keinen Fall auf eigene Faust ab!

In jeder Ausgabe von „Bluthochdruck im Griff" finden Sie auf Seite 7 Vorschläge für Maßnahmen, die Sie sich im jeweils aktuellen Monat vornehmen können. Keine Angst, es handelt sich stets um einfach umzusetzende kleine Änderungen mit gleichwohl großer Wirkung. In diesem Journal notieren Sie dann, was Sie sich vorgenommen haben und wie es Ihnen dabei ergangen ist.

Ich wünsche Ihnen viel Erfolg!

Bernd Neumann

Inhaltsverzeichnis

Ihr persönliches Bluthochdruck-Journal
für die kommenden 12 Monate

Bitte ausfüllen:

Name, Vorname: _____

Geburtsdatum: _____

Mein Hausarzt:

Name: _____

Adresse: _____

_____

Telefon: _____

Mein Startblutdruck heute: _____

Mein individuelles Blutdruckziel: _____

Wann will ich dieses Ziel erreicht haben? _____

Hinweis: Bitte setzen Sie sich kein utopisches Zeit-Ziel. Realistisch ist aber durchaus, dass Sie – sofern Sie meine Tipps in „Bluthochdruck im Griff" gewissenhaft umsetzen – Ihren Blutdruck innerhalb von 6 bis 12 Monaten normalisieren. Alles Gute dabei!

Testen Sie zunächst, wie gut Sie mit Stress umgehen können, wie gut Sie sich ernähren und ob Sie ausreichend Bewegung bekommen

Es gibt 3 Hauptursachen für zu hohen Blutdruck: Stress, falsche Ernährung und zu wenig körperliche Bewegung. Wenn Sie diese Ursachen – oder auch nur einen Teil davon – in den Griff bekommen, können Sie viel erreichen. Anhand der folgenden 3 Tests werden Sie erfahren, worauf Sie besonderen Wert legen sollten und wo Sie schon alles richtig machen. In Ihrem Programm „Bluthochdruck im Griff" werden immer wieder Tipps zum Stressabbau, zu Bewegung und Ernährung vorkommen. Möglicherweise haben Sie ja gar keine Probleme auf einem der Gebiete? Die folgenden kleinen Tests werden es zeigen.

Stress als Ursache für zu hohen Blutdruck

Wie gut können Sie mit Stress umgehen?

	Frage	Trifft zu	Trifft nicht zu
1	Es ist mir nicht so wichtig, immer alle Aufgaben perfekt zu erledigen. Hauptsache, es funktioniert!		
2	Ich lasse mir bei allem lieber Zeit. Dann wird es auch wirklich gut.		
3	Ich habe keine Probleme damit, wenn andere mal etwas für mich erledigen müssen.		
4	Ich muss nicht mit jedem gut auskommen, das ist ohnehin unmöglich.		
5	Ich vertraue anderen auch dann, wenn ich es nicht kontrollieren kann.		
6	Wenn andere gestresst sind, werde ich umso ruhiger.		
7	Die meisten klagen ständig über Zeitmangel, ich nicht.		
8	Ich freue mich immer auf den Abend, wenn ich so richtig entspannen kann.		

Falsche Ernährung als Ursache für zu hohen Blutdruck

Ernähren Sie sich eigentlich gesund?

	Frage	Trifft zu	Trifft nicht zu
1	Ich esse mindestens 1-mal pro Woche Fisch.		
2	Fast Food und Fertiggerichte esse ich höchstens 1- oder 2-mal im Monat.		
3	Ich bevorzuge Vollkornprodukte wie z. B. Vollkornbrot und Vollkornreis.		
4	Ich esse max. 2- oder 3-mal pro Woche Fleisch und Wurst.		
5	Mindestens 4 Portionen Obst und Gemüse am Tag müssen es schon sein. Das schaffe ich locker!		
6	Auf Süßigkeiten, Limonaden und Kuchen kann ich gut verzichten.		
7	Ich trinke täglich mindestens 1,5 bis 2 Liter.		
8	Ich esse fast ausschließlich Selbstgekochtes.		

Zu wenig Bewegung als Ursache für zu hohen Blutdruck

Bekommen Sie genug Bewegung?

	Frage	Trifft zu	Trifft nicht zu
1	Ich bewege mich täglich mindestens eine halbe Stunde.		
2	Warum sollte ich einen Fahrstuhl benutzen? Ich nehme die Treppe.		
3	Kurze Wege zum Einkaufen erledige ich zu Fuß oder mit dem Fahrrad.		
4	Ein einstündiger Spaziergang macht mir überhaupt keine Probleme.		
5	Zu langes Sitzen kann ich nicht gut ertragen. Ich muss mich zwischendurch immer mal bewegen.		
6	Ich mache jeden Morgen ein paar Gymnastikübungen.		
7	Wenn ich einen Sporttermin im Kalender habe, lasse ich ihn nur ausfallen, wenn es wirklich wichtig ist.		
8	Ich bin aktives Mitglied in einem Sportverein / Fitnessstudio.		

Auswertung: Wenn Sie in jedem der 3 Tests mindestens 7-mal mit „Trifft zu" geantwortet haben, ist eigentlich alles in Ordnung. Halten Sie sich dennoch an meine Tipps, die Ihnen bei dem einen oder anderen Punkt noch Verbesserungen bescheren werden.

Gibt es einen der 3 Bereiche, in denen Sie nur 4- bis 6-mal ein „Trifft zu" ankreuzen konnten, besteht hier Optimierungsbedarf. Beachten Sie in „Bluthochdruck im Griff" vor allem Tipps aus diesen Bereichen.

Dort, wo Sie lediglich 1- bis 3-mal ein „Trifft zu" haben, befinden sich Ihre Schwachstellen. Daran müssen Sie dringend arbeiten! Tipps aus diesen Bereichen sollten Sie also unbedingt ernst nehmen!

Selbstverpflichtung:

Ich, _____ , will aktiv und selbstbestimmt meinen Bluthochdruck in den Griff bekommen. Ich will meinen Blutdruck dauerhaft senken und konstant halten, damit ich … (persönliche Motivation eintragen)

_____

_____

Um meine Ziele zu erreichen, werde ich mir für jeden Monat praktische Aufgaben aus „Bluthochdruck im Griff" vornehmen und sie täglich in meinem Blutdruck-Journal protokollieren. So kann ich am Ende des Monats bewusst nachvollziehen, was ich anders gemacht habe, wie es mir dabei ergangen ist und ob ich bereits Veränderungen an mir und meinen Blutdruckwerten feststellen kann. Ich bin mir im Klaren darüber, dass ich ärztlich verordnete Medikament und Verhaltensweisen weiterhin beibehalte und generell einen gesunden Lebensstil pflege, damit diese Maßnahmen ihre Wirkung entfalten können.

Ich starte heute, am _____ , mit meinem Vorhaben und werde konsequent jeden Tag aufschreiben.

_____

Datum, Unterschrift

Monat 1

Nehmen Sie sich 3 bis 5 der Dinge, die auf der vorletzten Seite Ihrer aktuellen Ausgabe zusammengestellt sind, für diesen Monat vor und arbeiten Sie aktiv daran. Bitte berücksichtigen Sie bei der Auswahl, wie Sie in den Tests auf den Seiten 4 und 5 abgeschnitten haben. Es liegt in Ihrer Hand, wie viel Sie sich zumuten wollen, ob Sie für den Start eher langsam beginnen oder sich viel vornehmen. Wichtig ist eines: Was Sie sich vornehmen, sollten Sie konsequent durchziehen und sich jeden Tag damit beschäftigen. Dabei hilft Ihnen die Checkliste auf den Seiten 10 und 11. Dort können Sie jeden Tag protokollieren und mit einem Smiley bewerten, wie zufrieden Sie an diesem Tag bezüglich Ihres Vorhabens waren.

Startdatum: _____

Für den ersten Monat nehme ich mir die folgenden Themen vor und werde bewusst daran arbeiten:

1. _____

2. _____

3. _____

4. _____

5. _____

Motivationsspruch für Monat 1:

Das Geheimnis des Erfolgs ist anzufangen.

– Mark Twain

Hier tragen Sie bitte täglich ein, wie Sie in den einzelnen Bereichen vorangekommen sind. Bewerten Sie die Fortschritte mit den Smileys.

			🙂	🙁	Blutdruckwerte	
					morgens	abends
Beispiel	**Stress**	Progressive Muskelentspannung	X		120/80 mmHg	120/80 mmHg
	Ernährung	Ging nicht anders: Fertig-Pizza		X		
	Bewegung	Langer Spazier-gang (1 Stunde)	X			
1	**Stress**					
	Ernährung					
	Bewegung					
2	**Stress**					
	Ernährung					
	Bewegung					
3	**Stress**					
	Ernährung					
	Bewegung					
4	**Stress**					
	Ernährung					
	Bewegung					
5	**Stress**					
	Ernährung					
	Bewegung					
6	**Stress**					
	Ernährung					
	Bewegung					
7	**Stress**					
	Ernährung					
	Bewegung					
8	**Stress**					
	Ernährung					
	Bewegung					
9	**Stress**					
	Ernährung					
	Bewegung					

		🙂	☹	Blutdruckwerte	
				morgens	abends
10	Stress				
	Ernährung				
	Bewegung				
11	Stress				
	Ernährung				
	Bewegung				
12	Stress				
	Ernährung				
	Bewegung				
13	Stress				
	Ernährung				
	Bewegung				
14	Stress				
	Ernährung				
	Bewegung				
15	Stress				
	Ernährung				
	Bewegung				
16	Stress				
	Ernährung				
	Bewegung				
17	Stress				
	Ernährung				
	Bewegung				
18	Stress				
	Ernährung				
	Bewegung				
19	Stress				
	Ernährung				
	Bewegung				

		😊	😞	Blutdruckwerte	
				morgens	abends
20	**Stress**				
	Ernährung				
	Bewegung				
21	**Stress**				
	Ernährung				
	Bewegung				
22	**Stress**				
	Ernährung				
	Bewegung				
23	**Stress**				
	Ernährung				
	Bewegung				
24	**Stress**				
	Ernährung				
	Bewegung				
25	**Stress**				
	Ernährung				
	Bewegung				
26	**Stress**				
	Ernährung				
	Bewegung				
27	**Stress**				
	Ernährung				
	Bewegung				
28	**Stress**				
	Ernährung				
	Bewegung				
29	**Stress**				
	Ernährung				
	Bewegung				

		😊	☹	Blutdruckwerte	
				morgens	abends
30	**Stress**				
	Ernährung				
	Bewegung				
31	**Stress**				
	Ernährung				
	Bewegung				

Mein Blutdruck am letzten Tag des Monats: _____

Mein Fazit für Monat 1: (Tragen Sie hier ein, wie es Ihnen insgesamt ergangen ist. Sind Sie zufrieden? Was haben Sie gut, was weniger gut gemacht?)

_____

_____

_____

_____

_____

Diesen Monat nehme ich mir die folgenden Themen vor und werde bewusst daran arbeiten:

1. _____

2. _____

3. _____

4. _____

5. _____

_____
Datum, Unterschrift

Motivationsspruch für Monat 2:

Der Langsamste, der sein Ziel nicht aus den Augen verliert, geht noch immer geschwinder, als jener, der ohne Ziel umherirrt.

– Gotthold Ephraim Lessing

Hier tragen Sie bitte täglich ein, wie Sie in den einzelnen Bereichen vorangekommen sind. Bewerten Sie die Fortschritte mit den Smileys.

			😊	🙁	Blutdruckwerte	
					morgens	abends
1	Stress					
	Ernährung					
	Bewegung					
2	Stress					
	Ernährung					
	Bewegung					
3	Stress					
	Ernährung					
	Bewegung					

		😊	☹️	Blutdruckwerte	
				morgens	abends
4	Stress				
	Ernährung				
	Bewegung				
5	Stress				
	Ernährung				
	Bewegung				
6	Stress				
	Ernährung				
	Bewegung				
7	Stress				
	Ernährung				
	Bewegung				
8	Stress				
	Ernährung				
	Bewegung				
9	Stress				
	Ernährung				
	Bewegung				
10	Stress				
	Ernährung				
	Bewegung				
11	Stress				
	Ernährung				
	Bewegung				
12	Stress				
	Ernährung				
	Bewegung				
13	Stress				
	Ernährung				
	Bewegung				

		😊	😞	Blutdruckwerte	
				morgens	abends
14	Stress				
	Ernährung				
	Bewegung				
15	Stress				
	Ernährung				
	Bewegung				
16	Stress				
	Ernährung				
	Bewegung				
17	Stress				
	Ernährung				
	Bewegung				
18	Stress				
	Ernährung				
	Bewegung				
19	Stress				
	Ernährung				
	Bewegung				
20	Stress				
	Ernährung				
	Bewegung				
21	Stress				
	Ernährung				
	Bewegung				
22	Stress				
	Ernährung				
	Bewegung				
23	Stress				
	Ernährung				
	Bewegung				

		😊	😣	Blutdruckwerte	
				morgens	abends
24	**Stress**				
	Ernährung				
	Bewegung				
25	**Stress**				
	Ernährung				
	Bewegung				
26	**Stress**				
	Ernährung				
	Bewegung				
27	**Stress**				
	Ernährung				
	Bewegung				
28	**Stress**				
	Ernährung				
	Bewegung				
29	**Stress**				
	Ernährung				
	Bewegung				
30	**Stress**				
	Ernährung				
	Bewegung				
31	**Stress**				
	Ernährung				
	Bewegung				

Mein Blutdruck am letzten Tag des Monats: _____

Mein Fazit für Monat 2: (Tragen Sie hier ein, wie es Ihnen insgesamt ergangen ist. Sind Sie zufrieden? Was haben Sie gut, was weniger gut gemacht?)

_____

_____

Diesen Monat nehme ich mir die folgenden Themen vor und werde bewusst daran arbeiten:

1. _____

2. _____

3. _____

4. _____

5. _____

_____
Datum, Unterschrift

Motivationsspruch für Monat 3:

Wer kämpft, kann verlieren,
wer nicht kämpft, hat schon verloren.

– Bertold Brecht

Hier tragen Sie bitte täglich ein, wie Sie in den einzelnen Bereichen vorangekommen sind. Bewerten Sie die Fortschritte mit den Smileys.

			😊	☹	Blutdruckwerte morgens	abends
1	Stress					
	Ernährung					
	Bewegung					
2	Stress					
	Ernährung					
	Bewegung					
3	Stress					
	Ernährung					
	Bewegung					

		😊	😞	Blutdruckwerte	
				morgens	abends
4	Stress				
	Ernährung				
	Bewegung				
5	Stress				
	Ernährung				
	Bewegung				
6	Stress				
	Ernährung				
	Bewegung				
7	Stress				
	Ernährung				
	Bewegung				
8	Stress				
	Ernährung				
	Bewegung				
9	Stress				
	Ernährung				
	Bewegung				
10	Stress				
	Ernährung				
	Bewegung				
11	Stress				
	Ernährung				
	Bewegung				
12	Stress				
	Ernährung				
	Bewegung				
13	Stress				
	Ernährung				
	Bewegung				

		😊	😟	Blutdruckwerte	
				morgens	abends
14	**Stress**				
	Ernährung				
	Bewegung				
15	**Stress**				
	Ernährung				
	Bewegung				
16	**Stress**				
	Ernährung				
	Bewegung				
17	**Stress**				
	Ernährung				
	Bewegung				
18	**Stress**				
	Ernährung				
	Bewegung				
19	**Stress**				
	Ernährung				
	Bewegung				
20	**Stress**				
	Ernährung				
	Bewegung				
21	**Stress**				
	Ernährung				
	Bewegung				
22	**Stress**				
	Ernährung				
	Bewegung				
23	**Stress**				
	Ernährung				
	Bewegung				

		☺	☹	Blutdruckwerte morgens	abends
24	Stress				
	Ernährung				
	Bewegung				
25	Stress				
	Ernährung				
	Bewegung				
26	Stress				
	Ernährung				
	Bewegung				
27	Stress				
	Ernährung				
	Bewegung				
28	Stress				
	Ernährung				
	Bewegung				
29	Stress				
	Ernährung				
	Bewegung				
30	Stress				
	Ernährung				
	Bewegung				
31	Stress				
	Ernährung				
	Bewegung				

Mein Blutdruck am letzten Tag des Monats: _____

Mein Fazit für Monat 3: (Tragen Sie hier ein, wie es Ihnen insgesamt ergangen ist. Sind Sie zufrieden? Was haben Sie gut, was weniger gut gemacht?)

_____

_____

_____

Diesen Monat nehme ich mir die folgenden Themen vor und werde bewusst daran arbeiten:

1. _____

2. _____

3. _____

4. _____

5. _____

_____

Datum, Unterschrift

Motivationsspruch für Monat 4:

Ruhm liegt nicht darin, niemals zu fallen, sondern jedes Mal wieder aufzustehen, wenn wir gescheitert sind.

– Konfuzius

Hier tragen Sie bitte täglich ein, wie Sie in den einzelnen Bereichen vorangekommen sind. Bewerten Sie die Fortschritte mit den Smileys.

			😊	😕	Blutdruckwerte morgens	abends
1	Stress					
	Ernährung					
	Bewegung					
2	Stress					
	Ernährung					
	Bewegung					
3	Stress					
	Ernährung					
	Bewegung					

		🙂	☹️	Blutdruckwerte	
				morgens	abends
4	Stress					
	Ernährung					
	Bewegung					
5	Stress					
	Ernährung					
	Bewegung					
6	Stress					
	Ernährung					
	Bewegung					
7	Stress					
	Ernährung					
	Bewegung					
8	Stress					
	Ernährung					
	Bewegung					
9	Stress					
	Ernährung					
	Bewegung					
10	Stress					
	Ernährung					
	Bewegung					
11	Stress					
	Ernährung					
	Bewegung					
12	Stress					
	Ernährung					
	Bewegung					
13	Stress					
	Ernährung					
	Bewegung					

		😊	😞	Blutdruckwerte	
				morgens	abends
14	Stress				
	Ernährung				
	Bewegung				
15	Stress				
	Ernährung				
	Bewegung				
16	Stress				
	Ernährung				
	Bewegung				
17	Stress				
	Ernährung				
	Bewegung				
18	Stress				
	Ernährung				
	Bewegung				
19	Stress				
	Ernährung				
	Bewegung				
20	Stress				
	Ernährung				
	Bewegung				
21	Stress				
	Ernährung				
	Bewegung				
22	Stress				
	Ernährung				
	Bewegung				
23	Stress				
	Ernährung				
	Bewegung				

		😊	😟	Blutdruckwerte	
				morgens	abends
24	Stress				
	Ernährung				
	Bewegung				
25	Stress				
	Ernährung				
	Bewegung				
26	Stress				
	Ernährung				
	Bewegung				
27	Stress				
	Ernährung				
	Bewegung				
28	Stress				
	Ernährung				
	Bewegung				
29	Stress				
	Ernährung				
	Bewegung				
30	Stress				
	Ernährung				
	Bewegung				
31	Stress				
	Ernährung				
	Bewegung				

Mein Blutdruck am letzten Tag des Monats: _____

Mein Fazit für Monat 4: (Tragen Sie hier ein, wie es Ihnen insgesamt ergangen ist. Sind Sie zufrieden? Was haben Sie gut, was weniger gut gemacht?)

_____

_____

Monat 5

Diesen Monat nehme ich mir die folgenden Themen vor und werde bewusst daran arbeiten:

1. _____

2. _____

3. _____

4. _____

5. _____

_____
Datum, Unterschrift

Motivationsspruch für Monat 5:

Der eine wartet, dass die Zeit sich wandelt,
der andere packt sie kräftig an und handelt.

– Dante Alighieri

Hier tragen Sie bitte täglich ein, wie Sie in den einzelnen Bereichen vorangekommen sind. Bewerten Sie die Fortschritte mit den Smileys.

			😊	🙁	Blutdruckwerte morgens	abends
1	Stress					
	Ernährung					
	Bewegung					
2	Stress					
	Ernährung					
	Bewegung					
3	Stress					
	Ernährung					
	Bewegung					

				😊	😞	Blutdruckwerte	
						morgens	abends
4	Stress						
	Ernährung						
	Bewegung						
5	Stress						
	Ernährung						
	Bewegung						
6	Stress						
	Ernährung						
	Bewegung						
7	Stress						
	Ernährung						
	Bewegung						
8	Stress						
	Ernährung						
	Bewegung						
9	Stress						
	Ernährung						
	Bewegung						
10	Stress						
	Ernährung						
	Bewegung						
11	Stress						
	Ernährung						
	Bewegung						
12	Stress						
	Ernährung						
	Bewegung						
13	Stress						
	Ernährung						
	Bewegung						

			😊	☹	Blutdruckwerte	
					morgens	abends
14	Stress					
	Ernährung					
	Bewegung					
15	Stress					
	Ernährung					
	Bewegung					
16	Stress					
	Ernährung					
	Bewegung					
17	Stress					
	Ernährung					
	Bewegung					
18	Stress					
	Ernährung					
	Bewegung					
19	Stress					
	Ernährung					
	Bewegung					
20	Stress					
	Ernährung					
	Bewegung					
21	Stress					
	Ernährung					
	Bewegung					
22	Stress					
	Ernährung					
	Bewegung					
23	Stress					
	Ernährung					
	Bewegung					

		😊	😣	Blutdruckwerte	
				morgens	abends
24	**Stress**				
	Ernährung				
	Bewegung				
25	**Stress**				
	Ernährung				
	Bewegung				
26	**Stress**				
	Ernährung				
	Bewegung				
27	**Stress**				
	Ernährung				
	Bewegung				
28	**Stress**				
	Ernährung				
	Bewegung				
29	**Stress**				
	Ernährung				
	Bewegung				
30	**Stress**				
	Ernährung				
	Bewegung				
31	**Stress**				
	Ernährung				
	Bewegung				

Mein Blutdruck am letzten Tag des Monats: _____

Mein Fazit für Monat 5: (Tragen Sie hier ein, wie es Ihnen insgesamt ergangen ist. Sind Sie zufrieden? Was haben Sie gut, was weniger gut gemacht?)

_____

_____

Diesen Monat nehme ich mir die folgenden Themen vor und werde bewusst daran arbeiten:

1. _____

2. _____

3. _____

4. _____

5. _____

Datum, Unterschrift

Motivationsspruch für Monat 6:

Wer immer tut, was er schon kann,

bleibt immer das, was er schon ist.

– Henry Ford

Hier tragen Sie bitte täglich ein, wie Sie in den einzelnen Bereichen vorangekommen sind. Bewerten Sie die Fortschritte mit den Smileys.

			😊	😖	Blutdruckwerte morgens	abends
1	**Stress**					
	Ernährung					
	Bewegung					
2	**Stress**					
	Ernährung					
	Bewegung					
3	**Stress**					
	Ernährung					
	Bewegung					

			😊	😟	Blutdruckwerte	
					morgens	abends
4	**Stress**					
	Ernährung					
	Bewegung					
5	**Stress**					
	Ernährung					
	Bewegung					
6	**Stress**					
	Ernährung					
	Bewegung					
7	**Stress**					
	Ernährung					
	Bewegung					
8	**Stress**					
	Ernährung					
	Bewegung					
9	**Stress**					
	Ernährung					
	Bewegung					
10	**Stress**					
	Ernährung					
	Bewegung					
11	**Stress**					
	Ernährung					
	Bewegung					
12	**Stress**					
	Ernährung					
	Bewegung					
13	**Stress**					
	Ernährung					
	Bewegung					

		😊	😟	Blutdruckwerte	
				morgens	abends
14	Stress				
	Ernährung				
	Bewegung				
15	Stress				
	Ernährung				
	Bewegung				
16	Stress				
	Ernährung				
	Bewegung				
17	Stress				
	Ernährung				
	Bewegung				
18	Stress				
	Ernährung				
	Bewegung				
19	Stress				
	Ernährung				
	Bewegung				
20	Stress				
	Ernährung				
	Bewegung				
21	Stress				
	Ernährung				
	Bewegung				
22	Stress				
	Ernährung				
	Bewegung				
23	Stress				
	Ernährung				
	Bewegung				

			☺	☹	Blutdruckwerte morgens	abends
24	**Stress**					
	Ernährung					
	Bewegung					
25	**Stress**					
	Ernährung					
	Bewegung					
26	**Stress**					
	Ernährung					
	Bewegung					
27	**Stress**					
	Ernährung					
	Bewegung					
28	**Stress**					
	Ernährung					
	Bewegung					
29	**Stress**					
	Ernährung					
	Bewegung					
30	**Stress**					
	Ernährung					
	Bewegung					
31	**Stress**					
	Ernährung					
	Bewegung					

Mein Blutdruck am letzten Tag des Monats: _____

Mein Fazit für Monat 6: (Tragen Sie hier ein, wie es Ihnen insgesamt ergangen ist. Sind Sie zufrieden? Was haben Sie gut, was weniger gut gemacht?)

_____

_____

Diesen Monat nehme ich mir die folgenden Themen vor und werde bewusst daran arbeiten:

1. _____

2. _____

3. _____

4. _____

5. _____

_____

Datum, Unterschrift

Motivationsspruch für Monat 7:

Courage ist gut, aber Ausdauer ist besser.
Ausdauer, das ist die Hauptsache.

– Theodor Fontane

Hier tragen Sie bitte täglich ein, wie Sie in den einzelnen Bereichen vorangekommen sind. Bewerten Sie die Fortschritte mit den Smileys.

			😊	🙁	Blutdruckwerte	
					morgens	abends
1	**Stress**					
	Ernährung					
	Bewegung					
2	**Stress**					
	Ernährung					
	Bewegung					
3	**Stress**					
	Ernährung					
	Bewegung					

		😊	🙁	Blutdruckwerte	
				morgens	abends
4	**Stress**				
	Ernährung				
	Bewegung				
5	**Stress**				
	Ernährung				
	Bewegung				
6	**Stress**				
	Ernährung				
	Bewegung				
7	**Stress**				
	Ernährung				
	Bewegung				
8	**Stress**				
	Ernährung				
	Bewegung				
9	**Stress**				
	Ernährung				
	Bewegung				
10	**Stress**				
	Ernährung				
	Bewegung				
11	**Stress**				
	Ernährung				
	Bewegung				
12	**Stress**				
	Ernährung				
	Bewegung				
13	**Stress**				
	Ernährung				
	Bewegung				

		😊	😟	Blutdruckwerte	
				morgens	abends
14	Stress				
	Ernährung				
	Bewegung				
15	Stress				
	Ernährung				
	Bewegung				
16	Stress				
	Ernährung				
	Bewegung				
17	Stress				
	Ernährung				
	Bewegung				
18	Stress				
	Ernährung				
	Bewegung				
19	Stress				
	Ernährung				
	Bewegung				
20	Stress				
	Ernährung				
	Bewegung				
21	Stress				
	Ernährung				
	Bewegung				
22	Stress				
	Ernährung				
	Bewegung				
23	Stress				
	Ernährung				
	Bewegung				

			😊	😞	Blutdruckwerte	
					morgens	abends
24	Stress					
	Ernährung					
	Bewegung					
25	Stress					
	Ernährung					
	Bewegung					
26	Stress					
	Ernährung					
	Bewegung					
27	Stress					
	Ernährung					
	Bewegung					
28	Stress					
	Ernährung					
	Bewegung					
29	Stress					
	Ernährung					
	Bewegung					
30	Stress					
	Ernährung					
	Bewegung					
31	Stress					
	Ernährung					
	Bewegung					

Mein Blutdruck am letzten Tag des Monats: _____

Mein Fazit für Monat 7: (Tragen Sie hier ein, wie es Ihnen insgesamt ergangen ist. Sind Sie zufrieden? Was haben Sie gut, was weniger gut gemacht?)

_____

_____

Diesen Monat nehme ich mir die folgenden Themen vor und werde bewusst daran arbeiten:

1. _____

2. _____

3. _____

4. _____

5. _____

_____
Datum, Unterschrift

Motivationsspruch für Monat 8:

Das gute Gelingen ist zwar nichts Kleines,
fängt aber mit Kleinigkeiten an.

– Sokrates

Hier tragen Sie bitte täglich ein, wie Sie in den einzelnen Bereichen vorangekommen sind. Bewerten Sie die Fortschritte mit den Smileys.

			🙂	🙁	Blutdruckwerte	
					morgens	abends
1	**Stress**					
	Ernährung					
	Bewegung					
2	**Stress**					
	Ernährung					
	Bewegung					
3	**Stress**					
	Ernährung					
	Bewegung					

		😊	😞	Blutdruckwerte morgens	abends
4	Stress				
	Ernährung				
	Bewegung				
5	Stress				
	Ernährung				
	Bewegung				
6	Stress				
	Ernährung				
	Bewegung				
7	Stress				
	Ernährung				
	Bewegung				
8	Stress				
	Ernährung				
	Bewegung				
9	Stress				
	Ernährung				
	Bewegung				
10	Stress				
	Ernährung				
	Bewegung				
11	Stress				
	Ernährung				
	Bewegung				
12	Stress				
	Ernährung				
	Bewegung				
13	Stress				
	Ernährung				
	Bewegung				

		☺	☹	Blutdruckwerte	
				morgens	abends
14	Stress				
	Ernährung				
	Bewegung				
15	Stress				
	Ernährung				
	Bewegung				
16	Stress				
	Ernährung				
	Bewegung				
17	Stress				
	Ernährung				
	Bewegung				
18	Stress				
	Ernährung				
	Bewegung				
19	Stress				
	Ernährung				
	Bewegung				
20	Stress				
	Ernährung				
	Bewegung				
21	Stress				
	Ernährung				
	Bewegung				
22	Stress				
	Ernährung				
	Bewegung				
23	Stress				
	Ernährung				
	Bewegung				

			☺	☹	Blutdruckwerte	
					morgens	abends
24	**Stress**					
	Ernährung					
	Bewegung					
25	**Stress**					
	Ernährung					
	Bewegung					
26	**Stress**					
	Ernährung					
	Bewegung					
27	**Stress**					
	Ernährung					
	Bewegung					
28	**Stress**					
	Ernährung					
	Bewegung					
29	**Stress**					
	Ernährung					
	Bewegung					
30	**Stress**					
	Ernährung					
	Bewegung					
31	**Stress**					
	Ernährung					
	Bewegung					

Mein Blutdruck am letzten Tag des Monats: _____

Mein Fazit für Monat 8: (Tragen Sie hier ein, wie es Ihnen insgesamt ergangen ist. Sind Sie zufrieden? Was haben Sie gut, was weniger gut gemacht?)

_____

_____

Diesen Monat nehme ich mir die folgenden Themen vor und werde bewusst daran arbeiten:

1. _____

2. _____

3. _____

4. _____

5. _____

_____

Datum, Unterschrift

Motivationsspruch für Monat 9:

Hab Geduld mit allen Dingen,
aber besonders mit dir selbst.

– Franz von Sales

Hier tragen Sie bitte täglich ein, wie Sie in den einzelnen Bereichen vorangekommen sind. Bewerten Sie die Fortschritte mit den Smileys.

			😊	😟	Blutdruckwerte	
					morgens	abends
1	**Stress**					
	Ernährung					
	Bewegung					
2	**Stress**					
	Ernährung					
	Bewegung					
3	**Stress**					
	Ernährung					
	Bewegung					

		☺	☹	Blutdruckwerte	
				morgens	abends
4	Stress				
	Ernährung				
	Bewegung				
5	Stress				
	Ernährung				
	Bewegung				
6	Stress				
	Ernährung				
	Bewegung				
7	Stress				
	Ernährung				
	Bewegung				
8	Stress				
	Ernährung				
	Bewegung				
9	Stress				
	Ernährung				
	Bewegung				
10	Stress				
	Ernährung				
	Bewegung				
11	Stress				
	Ernährung				
	Bewegung				
12	Stress				
	Ernährung				
	Bewegung				
13	Stress				
	Ernährung				
	Bewegung				

			😊	☹️	Blutdruckwerte	
					morgens	abends
14	Stress					
	Ernährung					
	Bewegung					
15	Stress					
	Ernährung					
	Bewegung					
16	Stress					
	Ernährung					
	Bewegung					
17	Stress					
	Ernährung					
	Bewegung					
18	Stress					
	Ernährung					
	Bewegung					
19	Stress					
	Ernährung					
	Bewegung					
20	Stress					
	Ernährung					
	Bewegung					
21	Stress					
	Ernährung					
	Bewegung					
22	Stress					
	Ernährung					
	Bewegung					
23	Stress					
	Ernährung					
	Bewegung					

			☺	☹	Blutdruckwerte	
					morgens	abends
24	**Stress**					
	Ernährung					
	Bewegung					
25	**Stress**					
	Ernährung					
	Bewegung					
26	**Stress**					
	Ernährung					
	Bewegung					
27	**Stress**					
	Ernährung					
	Bewegung					
28	**Stress**					
	Ernährung					
	Bewegung					
29	**Stress**					
	Ernährung					
	Bewegung					
30	**Stress**					
	Ernährung					
	Bewegung					
31	**Stress**					
	Ernährung					
	Bewegung					

Mein Blutdruck am letzten Tag des Monats: _____

Mein Fazit für Monat 9: (Tragen Sie hier ein, wie es Ihnen insgesamt ergangen ist. Sind Sie zufrieden? Was haben Sie gut, was weniger gut gemacht?)

_____

_____

Diesen Monat nehme ich mir die folgenden Themen vor und werde bewusst daran arbeiten:

1. _____

2. _____

3. _____

4. _____

5. _____

Datum, Unterschrift

Motivationsspruch für Monat 10:

Große Werke vollbringt man nicht mit Kraft,
sondern mit Ausdauer.

– Samuel Johnson

Hier tragen Sie bitte täglich ein, wie Sie in den einzelnen Bereichen vorangekommen sind. Bewerten Sie die Fortschritte mit den Smileys.

			😊	☹️	Blutdruckwerte morgens	abends
1	Stress					
	Ernährung					
	Bewegung					
2	Stress					
	Ernährung					
	Bewegung					
3	Stress					
	Ernährung					
	Bewegung					

		😊	☹️	Blutdruckwerte	
				morgens	abends
4	Stress				
	Ernährung				
	Bewegung				
5	Stress				
	Ernährung				
	Bewegung				
6	Stress				
	Ernährung				
	Bewegung				
7	Stress				
	Ernährung				
	Bewegung				
8	Stress				
	Ernährung				
	Bewegung				
9	Stress				
	Ernährung				
	Bewegung				
10	Stress				
	Ernährung				
	Bewegung				
11	Stress				
	Ernährung				
	Bewegung				
12	Stress				
	Ernährung				
	Bewegung				
13	Stress				
	Ernährung				
	Bewegung				

		😊	😖	Blutdruckwerte	
				morgens	abends
14	Stress				
	Ernährung				
	Bewegung				
15	Stress				
	Ernährung				
	Bewegung				
16	Stress				
	Ernährung				
	Bewegung				
17	Stress				
	Ernährung				
	Bewegung				
18	Stress				
	Ernährung				
	Bewegung				
19	Stress				
	Ernährung				
	Bewegung				
20	Stress				
	Ernährung				
	Bewegung				
21	Stress				
	Ernährung				
	Bewegung				
22	Stress				
	Ernährung				
	Bewegung				
23	Stress				
	Ernährung				
	Bewegung				

			😊	☹️	Blutdruckwerte	
					morgens	abends
24	**Stress**					
	Ernährung					
	Bewegung					
25	**Stress**					
	Ernährung					
	Bewegung					
26	**Stress**					
	Ernährung					
	Bewegung					
27	**Stress**					
	Ernährung					
	Bewegung					
28	**Stress**					
	Ernährung					
	Bewegung					
29	**Stress**					
	Ernährung					
	Bewegung					
30	**Stress**					
	Ernährung					
	Bewegung					
31	**Stress**					
	Ernährung					
	Bewegung					

Mein Blutdruck am letzten Tag des Monats: _____

Mein Fazit für Monat 10: (Tragen Sie hier ein, wie es Ihnen insgesamt ergangen ist. Sind Sie zufrieden? Was haben Sie gut, was weniger gut gemacht?)

_____

_____

Monat 11

Diesen Monat nehme ich mir die folgenden Themen vor und werde bewusst daran arbeiten:

1. _____

2. _____

3. _____

4. _____

5. _____

_____

Datum, Unterschrift

Motivationsspruch für Monat 11:

Unzufriedenheit ist der erste Schritt zum Erfolg.

– Oscar Wilde

Hier tragen Sie bitte täglich ein, wie Sie in den einzelnen Bereichen vorangekommen sind. Bewerten Sie die Fortschritte mit den Smileys.

			😊	😟	Blutdruckwerte morgens	abends
1	**Stress**					
	Ernährung					
	Bewegung					
2	**Stress**					
	Ernährung					
	Bewegung					
3	**Stress**					
	Ernährung					
	Bewegung					

		😊	😟	Blutdruckwerte morgens	abends
4	Stress				
	Ernährung				
	Bewegung				
5	Stress				
	Ernährung				
	Bewegung				
6	Stress				
	Ernährung				
	Bewegung				
7	Stress				
	Ernährung				
	Bewegung				
8	Stress				
	Ernährung				
	Bewegung				
9	Stress				
	Ernährung				
	Bewegung				
10	Stress				
	Ernährung				
	Bewegung				
11	Stress				
	Ernährung				
	Bewegung				
12	Stress				
	Ernährung				
	Bewegung				
13	Stress				
	Ernährung				
	Bewegung				

		😊	😖	Blutdruckwerte	
				morgens	abends
14	Stress				
	Ernährung				
	Bewegung				
15	Stress				
	Ernährung				
	Bewegung				
16	Stress				
	Ernährung				
	Bewegung				
17	Stress				
	Ernährung				
	Bewegung				
18	Stress				
	Ernährung				
	Bewegung				
19	Stress				
	Ernährung				
	Bewegung				
20	Stress				
	Ernährung				
	Bewegung				
21	Stress				
	Ernährung				
	Bewegung				
22	Stress				
	Ernährung				
	Bewegung				
23	Stress				
	Ernährung				
	Bewegung				

			😊	☹	Blutdruckwerte	
					morgens	abends
24	**Stress**					
	Ernährung					
	Bewegung					
25	**Stress**					
	Ernährung					
	Bewegung					
26	**Stress**					
	Ernährung					
	Bewegung					
27	**Stress**					
	Ernährung					
	Bewegung					
28	**Stress**					
	Ernährung					
	Bewegung					
29	**Stress**					
	Ernährung					
	Bewegung					
30	**Stress**					
	Ernährung					
	Bewegung					
31	**Stress**					
	Ernährung					
	Bewegung					

Mein Blutdruck am letzten Tag des Monats: _____

Mein Fazit für Monat 11: (Tragen Sie hier ein, wie es Ihnen insgesamt ergangen ist. Sind Sie zufrieden? Was haben Sie gut, was weniger gut gemacht?)

_____

_____

Monat 12

Diesen Monat nehme ich mir die folgenden Themen vor und werde bewusst daran arbeiten:

1. _____

2. _____

3. _____

4. _____

5. _____

_____
Datum, Unterschrift

Motivationsspruch für Monat 12:

Jeder Fortschritt hat einen unscheinbaren Anfang!

– Albert Einstein

Hier tragen Sie bitte täglich ein, wie Sie in den einzelnen Bereichen vorangekommen sind. Bewerten Sie die Fortschritte mit den Smileys.

			😊	🙁	Blutdruckwerte	
					morgens	abends
1	**Stress**					
	Ernährung					
	Bewegung					
2	**Stress**					
	Ernährung					
	Bewegung					
3	**Stress**					
	Ernährung					
	Bewegung					

		😊	😣	Blutdruckwerte morgens	abends
4	Stress				
	Ernährung				
	Bewegung				
5	Stress				
	Ernährung				
	Bewegung				
6	Stress				
	Ernährung				
	Bewegung				
7	Stress				
	Ernährung				
	Bewegung				
8	Stress				
	Ernährung				
	Bewegung				
9	Stress				
	Ernährung				
	Bewegung				
10	Stress				
	Ernährung				
	Bewegung				
11	Stress				
	Ernährung				
	Bewegung				
12	Stress				
	Ernährung				
	Bewegung				
13	Stress				
	Ernährung				
	Bewegung				

		😊	😞	Blutdruckwerte	
				morgens	abends
14	Stress				
	Ernährung				
	Bewegung				
15	Stress				
	Ernährung				
	Bewegung				
16	Stress				
	Ernährung				
	Bewegung				
17	Stress				
	Ernährung				
	Bewegung				
18	Stress				
	Ernährung				
	Bewegung				
19	Stress				
	Ernährung				
	Bewegung				
20	Stress				
	Ernährung				
	Bewegung				
21	Stress				
	Ernährung				
	Bewegung				
22	Stress				
	Ernährung				
	Bewegung				
23	Stress				
	Ernährung				
	Bewegung				

		😊	☹	Blutdruckwerte	
				morgens	abends
24	**Stress**				
	Ernährung				
	Bewegung				
25	**Stress**				
	Ernährung				
	Bewegung				
26	**Stress**				
	Ernährung				
	Bewegung				
27	**Stress**				
	Ernährung				
	Bewegung				
28	**Stress**				
	Ernährung				
	Bewegung				
29	**Stress**				
	Ernährung				
	Bewegung				
30	**Stress**				
	Ernährung				
	Bewegung				
31	**Stress**				
	Ernährung				
	Bewegung				

Mein Blutdruck am letzten Tag des Monats: _____

Mein Fazit für Monat 12: (Tragen Sie hier ein, wie es Ihnen insgesamt ergangen ist. Sind Sie zufrieden? Was haben Sie gut, was weniger gut gemacht?)

_____

_____

Glossar

Wichtige Begriffe aus *Bluthochdruck im Griff* kurz und bündig erklärt

24-Stunden-Blutdruckmessung (ambulante Blutdruckmessung): Sie bekommen ein Blutdruckmessgerät mit nach Hause. Das misst tagsüber automatisch alle 15 Minuten, nachts alle 30 Minuten. Anschließend kann der Arzt z. B. erkennen, ob der Blutdruck nachts abfällt und in welchem Maße.

ACE-Hemmer: Arzneistoffe, die das ACE (Angiotensin-Converting-Enzym) und damit die Umwandlung von Angiotensin I in Angiotensin II hemmen; dadurch wird die gefäßverengende Wirkung von Angiotensin II aufgehoben.

Adrenalin: Hormon des vegetativen (autonomen) Nervensystems. Es steigert den Blutdruck und beschleunigt den Herzschlag.

Anamnese: Bericht über die bisherigen Erkrankungen eines Patienten.

Angina pectoris (Herzenge): Engegefühl in der Brust, meist infolge einer Verengung und Verkalkung der Herzkranzgefäße.

Antihypertonika (Antihypertensiva): Blutdrucksenkende Medikamente mit verschiedenen Angriffspunkten im Gehirn, am Herzen, an den Nieren oder den Blutgefäßen. Die wichtigsten sind Betablocker, Kalziumantagonisten, ACE-Hemmer, Sartane (Angiotensin-II-Antagonisten) und Diuretika (entwässernde Mittel).

Aorta: Hauptschlagader des Körpers, die aus der linken Herzkammer entspringt und zahlreiche Äste zum Kopf und Gehirn sowie zu den Brustkorb- und Bauchorganen abgibt.

Arrhythmie: Unregelmäßigkeit des Herzschlags.

Arteriosklerose: Ablagerungen an den Wänden von Arterien (Plaques), die zu einer Verengung der Blutgefäße, Bluthochdruck, Durchblutungsstörungen sowie Herzinfarkt und Schlaganfall führen können.

Betablocker: Arzneimittel für die Blutdrucksenkung sowie zur Behandlung von Angina pectoris und zur Nachbehandlung eines Herzinfarkts. Betablocker vermindern die Herzarbeit und verlangsamt die Herztätigkeit.

Diastolischer Blutdruck: Nachdem sich die linke Herzkammer beim Pumpvorgang zusammengezogen hat, muss sich die Herzkammer für den nächsten Pumpstoß wieder mit Blut füllen. Die Herzkammer entspannt sich, und in dieser Entspannungsphase, in der kein weiteres Blut in die Hauptschlagader gepumpt wird, fällt der Druck in den Blutgefäßen langsam ab. Der dabei erreichte niedrigste Druck wird als diastolischer Blutdruck oder unterer Blutdruckwert bezeichnet (Diastole (griechisch) = Ausdehnung).

Diuretika: Medikamente, die durch eine vermehrte Kochsalz- und Wasserausscheidung über die Niere zu einer Blutdrucksenkung führen.

Herzinsuffizienz (Herzschwäche): Minderleistung des Herzens mit Nachlassen der Pumpkraft. Eine Herzinsuffizienz führt zur Blutstauung vor dem Herzen mit Wassereinlagerungen in der Lunge (Atemnot), Leberstauung sowie Schwellungen in den Beinen (Beinödeme).

Hypertonie: Bluthochdruck

Ischämie: Verminderte Durchblutung eines Gewebes infolge mangelnder Blutzufuhr durch Verengung oder Verschluss der zuführenden Arterie.

Isolierte systolische Hypertonie: Ist die Differenz zwischen dem oberen und dem unteren Blutdruck sehr hoch, liegen bei systolischen Blutdruckwerten >140 mmHg die diastolischen Werte unter 90 mmHg. Oft auch als „Altershochdruck" bezeichnet.

Kalziumantagonisten: Medikamentenklasse zur Blutdrucksenkung und Behandlung verschiedener Herzerkrankungen. Sie wirken über eine Hemmung des Kalziumeinstroms in die Zelle, der Kalziumgehalt in der Zelle sinkt und mithin der Blutdruck.

Koronare Herzkrankheit: Krankheitssymptome, die durch eine Arteriosklerose der Herzkranzgefäße bedingt sind. Diese führt zu Einengungen (Stenosen) und einer Minderdurchblutung des Herzmuskels. Mögliche Folgen: Angina pectoris (Herzenge), Herzinfarkt oder plötzlicher Herztod.

Lungenödem: Flüssigkeitsansammlung im Lungengewebe, meist aufgrund einer Schwäche der Muskulatur der linken Herzkammer.

mmHg: Millimeter Quecksilbersäule (Hg = chemische Bezeichnung für Quecksilber), Maßeinheit zur Messung des Blutdrucks.

Nephropathie: allgemeiner Ausdruck für Nierenerkrankung.

Sartane (Angiotensin-II-Antagonisten): Klasse von Blutdrucksenkern ähnlich den ACE-Hemmern. Blockieren den AT1-Rezeptor auf Gefäßmuskelzellen, an denen Angiotensin II andocken möchte, um eine Gefäßverengung und damit Blutdrucksteigerung zu bewirken.

Sekundäre Hypertonie: Hoher Blutdruck als Folge einer Organerkrankung, z. B. einer Nierenerkrankung.

Systolischer Blutdruck: Immer, wenn sich die linke Herzkammer zusammenzieht, wird das Blut stoßartig in die Hauptschlagader (Aorta) gepumpt. Dadurch steigt der Blutdruck in den Blutgefäßen kurz an. Der dabei erreichte maximale Druck wird als systolischer Blutdruck oder oberer Blutdruckwert bezeichnet (Systole (griechisch) = Zusammenziehen).

Ihre Notizen

_____

_____

_____

_____

_____

_____

_____

_____

_____

_____

_____

RHD_Tagebuch_01/46